T^5_{241}

DE F.-V. RASPAIL

CONSIDÉRÉ

COMME RÉFORMATEUR EN MÉDECINE.

Montmartre. — Imp. PILLOY frères et Comp., boulev. Pigalle, 50.

DE

F.-V. RASPAIL

CONSIDÉRÉ

COMME RÉFORMATEUR EN MÉDECINE

ET DE LA

MÉTHODE NATURELLE.

———

Étude médicale à la portée de tout le monde,

PAR E. MARQUET,

Ancien interne des hôpitaux, élève du professeur Lallemand, ancien
aide d'anatomie de la Faculté de Montpellier, membre de
plusieurs sociétés savantes, ex-chirurgien militaire.

———⚬❁❀❁⚬———

PARIS,

CHEZ L'AUTEUR, RUE DU FAUB. SAINT-MARTIN, 100;

ET CHEZ TOUS LES MARCHANDS DE NOUVEAUTÉS.

1851

Credidi, propter quod locutus sum.
DAVID. Ps.
J'ai cru ; c'est pourquoi j'ai parlé.

J'ai entrepris une bien rude tâche : Je veux marcher sur les traces d'un homme qui est puissant devant la science, et qu'ont traité d'imposteur, de charlatan ou d'utopiste non-seulement les faux savants, mais encore des hommes d'un mérite réel, égarés comme ceux qui compromirent les destinées de la France en se riant du génie de Fulton.

Il est vrai qu'on n'est ainsi persécuté, calomnié, tourné en ridicule de son vivant, qu'à la condition d'être l'une des plus hautes intelligences de son époque ou de la devancer, et qu'il suffit, pour avoir droit à ces tortures de la vie et à des statues après la mort. de se nommer Galilée ou Guttemberg,

Christophe Colomb ou Blaise Pascal, Michel Servet ou Socrate.

Je commence : Il s'agit de F.-V. Raspail, considéré comme réformateur en médecine.

A une époque où les connaissances humaines sont si variées et si vastes, dans notre dix-neuvième siècle qui résume en le rajeunissant tant de passé, qui s'enrichit de tant de découvertes, nul ne pouvait supposer un encyclopédiste, un de ces hommes rares, qui, dépositaires de toute la science de leur époque, sont comme un livre ouvert à toutes les pages pour quiconque les interroge. Ce fait paraissait possible du temps d'Aristote, et encore à la condition d'un immense génie.

Et ce fait a été dépassé de notre temps et sous nos yeux ; car Raspail n'est pas seulement un encyclopédiste, il est réformateur : toutes les fois qu'il touche, en vous le montrant, à un des rameaux de l'arbre de la science, ce rameau semble se transformer sous ses doigts et se débarrasser de ce je ne sais quoi de vague et de brumeux qui vous empêchait de bien saisir sa forme réelle.

Histoire naturelle, embryogénie, chimie organique, morale, législation, économie politique, physiologie, médecine; à tout cela cet homme a touché. Et maintenant, dit-on, il s'occupe d'astronomie et de météorologie dans les durs loisirs de la captivité.

Et quand sur les arcanes de la science humaine, il porte ses mains profanes, lui qui n'est ni docteur ni maître ès-arts, lui qui n'est probablement pas bachelier ès-sciences, quoiqu'il fasse comprendre la physique et les mathématiques aux enfants, peut-être pas bachelier ès-lettres, lui professeur de philosophie à l'âge de 16 ans; quand il touche à tous ces fruits défendus au vulgaire, c'est en se les appropriant et de main de maître qu'il s'en empare, et pendant que quelque jaloux crie au voleur, une foule enthousiaste le contemple et l'admire.

Demandez à toutes les intelligences d'élite : Qu'est-ce que Raspail? Et l'on vous répondra : c'est plus qu'un savant; c'est un homme de génie.

Chimistes et médecins, naturalistes et politiques, tous vous feront la même réponse.

Mais, changeant de thème, dites à certain médecin : Qu'est-ce que Raspail médecin ? Il vous rira au nez, s'il n'éclate de colère. Demandez à certain chimiste : Que pensez-vous de la chimie organique de Raspail? Cet homme, vous répondra-t-il, aurait dû se contenter de faire des premiers-Paris dans le *Réformateur*. Adressez-vous à un politique et dites-lui : Que pensez-vous des idées de Raspail? Qu'il fasse de la médecine, vous sera-t-il répondu : il se fait vraiment tort aux yeux des gens en s'occupant des questions politiques où il ne voit goutte.

Ainsi ceux à la chose desquels il a touché, après l'avoir salué du nom de grand comme esprit encyclopédique, le foulent aux pieds sur le terrain de leur spécialité, lui laissant libre le territoire de toutes les autres dont ils veulent bien le reconnaître comme n'étant nullement indigne. ‘

Or, de tout ceci, je vous le demande, quelle conclusion logique peut tirer la majorité des hommes qui n'a pas fait d'études spéciales? Celle qui me paraît la seule possible pour ces hommes qui constituent le plus grand nombre, c'est que Raspail est tout comme savant, ou qu'il n'est rien ; c'est que Raspail est naturaliste, chimiste, philosophe, économiste, physiologiste, médecin, ou bien qu'il ne possède réellement aucune des branches de la science et qu'il s'est grandement fourvoyé en voulant écrire de toutes et de chacune d'elles.

En dehors des hommes de science et de bon vouloir à la fois, la question se trouve donc résolue par l'enthousiasme ou par l'indifférence, par l'attachement instinctif de quelques-uns ou par la répulsion aveugle éprouvée par d'autres.

Ayant à m'occuper de Raspail, considéré comme réformateur en médecine, et considéré à ce seul point de vue, je dois ajouter qu'il a pour lui quelque chose qui est d'un grand poids dans l'opinion publique : ce sont les résultats réels, palpables, obtenus avec ou sans le concours des médecins par les moyens qu'il a préconisés comme préservatifs et curatifs ; c'est l'expérience qui se continue, sur une large échelle de sa méthode médicale que les uns portent jusques aux nues, que les autres, et surtout les faux savants, parties intéressées, dénoncent comme un fléau, comme un don funeste fait au genre humain.

Eh bien, puisque Raspail est un savant, un homme

de génie, et que ce fait n'est nié par personne, quand on l'affirme d'une manière générale ; puisque, depuis l'apparition de ses nouveautés médicales, il s'est produit une si grande émotion dans le public, il n'est pas permis à la science représentée par les professeurs et les médecins à diplôme, de se taire sur un tel homme, de ne pas prendre souci d'une telle chose.

Car c'est la santé publique, c'est la vie des hommes qui est en jeu ; puis, hérétique ou réformateur, comme on voudra l'appeler, il est de taille à faire un grand bien ou beaucoup de mal, et mérite autre chose que la conspiration du silence ou celle de la calomnie.

Cependant personne n'a encore cité le moderne Luther à une nouvelle diète de Worms ; ses insulteurs n'ont jamais écrit.

Cependant voici bientôt quelque dix années que la contagion fait des progrès, et beaucoup de gens préfèrent se traiter avec un livre qu'il ne comprennent pas toujours, pour des maladies qu'ils comprennent bien moins encore, que de suivre les conseils de certains médecins qui élèvent autel contre autel, dont le second biffe ce qu'a écrit le premier, qui se prodiguent (le plus souvent dans l'ombre, il faut l'avouer) des épithètes fort peu parlementaires et tergiversent tellement qu'on finit par ne plus croire à un art pour lequel la foi du plus grand nombre d'entre eux n'est peut-être pas bien robuste.

Et en effet, pour ne pas parler des petites jalousies, que d'écoles depuis Hippocrate! Combien de hautes intelligences rivales suivent encore de nos jours des voies opposées! La science médicale n'est donc pas constituée : ils font donc fausse route en divers sens ceux qui cherchent à la constituer. Raspail, le novateur, est-il de ceux qui nous égarent dans de nouveaux labyrinthes, ou a-t-il rencontré un sentier meilleur?

La chose vaut bien la peine qu'on s'en occupe ; et puisque, hormis quelques chuchottements malicieux ou quelques hourras d'enthousiasme, personne ne s'en est occupé sérieusement, j'entreprends cette œuvre.

Je vais donc examiner avec toute l'impartialité de la critique la plus loyale ce qu'a fait en médecine cet homme tant dénigré par les uns, tant exalté

par les autres, et je suis prêt à répondre à toutes
les polémiques que pourrait me susciter ce travail,
pourvu qu'elles soient écrites avec les formes et les
égards que comportent les discussions scientifiques
même les plus vives; à la condition aussi qu'elles
soient écrites non point en un langage incompréhen-
sible, en un langage hiéroglyphique, mais en un
langage simple comme la vérité qui est la science,
en un langage intelligible à tous : car c'est le juge-
ment de tous et non celui des parties intéressées
qui peut seul m'offrir les garanties nécessaires en
pareil cas.

Mais d'abord il faut que je dise qui je suis et d'où
je viens, avant d'entreprendre une œuvre aussi dé-
licate : pour tout autre ce serait un droit; pour
moi, qui ai mis les deux pieds dans la nouvelle hé-
résie médicale, c'est un devoir. Je m'épargnerais
cette page que je vais écrire avec plus de répu-
gnance qu'il ne sera donné à ceux qui ne me connaissent pas de le croire, si j'étais sûr que mon
travail pût n'avoir pour appréciateurs et pour juges
que ces savants laborieux et consciencieux qui,
malgré la distance qui nous sépare, savent recon-

naître le mérite et la probité, là même où ils suppo-
sent l'erreur. Mais il y a malheureusement autre
chose que de ces savants-là de par le monde, et je
sais que les opinions que je vais soutenir exciteront
les petites colères de ces médecins faméliques qui
traquent la clientèle *per fas et nefas,* qui n'ont du
docteur que le diplôme et pour toute science du
savoir faire, plus un lambeau de parchemin. Puis,
ce n'est pas seulement pour moi que j'écris, mais
pour ce qui me semble être la vérité, pour une méthode qui a contre elle la nouveauté de son origine,
les préjugés héréditaires des doctrines généralement
adoptées et les étranges destinées de son immortel
auteur.

Or, voici mon passé :

Seize années (1831 à 1847) écoulées dans de
grands hôpitaux, dont cinq d'internat à Montpellier
où, sous le professeur Lallemand, j'ai été chirurgien
chef interne de l'Hôtel-Dieu, où, sous le professeur
Dubrueil, j'ai été aide d'anatomie, toutes fonctions
auxquelles j'ai été appelé par la voie du concours.
Pendant mon séjour de dix années près de l'antique

faculté, j'ai été secrétaire de la société médico-chi-
rurgicale et membre fondateur de la société de
médecine pratique qui, créée par mes collègues et
moi, produisit rapidement une sensation assez
grande pour réunir au bout de quelques mois tous
les professeurs dans son sein.

Plus tard j'ai pu étudier sur d'autres grands ras-
semblements d'hommes dans les hôpitaux militaires
de Versailles, du dey à Alger, de St-Omer et de
Strasbourg, où je travaillais pour moi et avec moi
seul, ayant laissé de côté la tutelle des patrons
auxquels je ne croyais guère, et des livres que je ne
comprenais plus. C'est à la suite d'un concours ouvert à Paris en mars 1841 que je suis entré comme
chirurgien dans les rangs de l'armée, où j'ai compté
près de sept ans d'un service estimable : j'avais été
nommé le premier sur plus de cent concurrents.

Pardonnez-moi, cher lecteur, toutes ces person-
nalités que j'ai eu bien de la peine à écrire, cet
échafaudage de titres auxquels je tiens moins que
qui que ce soit ; veuillez reconnaître que ma con-
fession n'est pas un étalage d'orgueil, mais qu'elle

devenait une nécessité pour un homme qui doit prouver par des faits que, s'il prend la parole pour appuyer une méthode négligée ou conspuée, ses antécédents lui donnent un certain droit d'émettre son opinion.

J'espère du reste que, fort de la vérité qui est si puissante, et si intelligible à tous, je réussirai dans ma tâche, bien plus parce que je défends la vérité que par le peu de connaissances que je puis mettre à son service.

D'ailleurs, ce m'est un bonheur si cher et un honneur si grand de publier le premier par écrit la défense des idées nouvelles auxquelles m'a converti la lecture attentive des travaux d'un homme de génie, que vous comprendrez bien, que devant cet orgueil légitime et vrai, parce qu'il conduit à l'utile, tout autre fol orgueil serait bien déplacé et bien puéril. Car, si bien des médecins en province ont adopté la méthode de Raspail, si plusieurs la pratiquent avec succès dans les régions tropicales, si dans le temps un agrégé de Paris a contresigné ses ordonnances, tout cela n'empêche point que cette méthode n'a été attaquée que par des paroles, n'a été discutée dans aucun écrit et n'a été louangée et bénie que par les pauvres ignorants qu'il a guéris, ou qui ont su se guérir tout seuls, et qui ont suspendu à leur chevet la noble image du guérisseur des maux physiques, à côté de la grande image du Rédempteur de l'humanité.

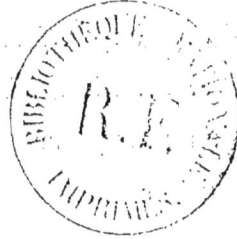

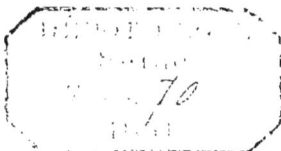

DE F.-V. RASPAIL

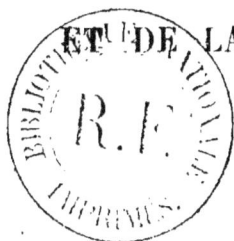

ET DE LA MÉTHODE NATURELLE.

21 août 1851.

BUT DE CET OUVRAGE.

Je commence à peu près comme le grand homme a commencé : je m'adresse aux médecins de bonne foi et aux malades intelligents.

Pour les uns et pour les autres je ne veux que ce qu'il a voulu, la vérité que le meilleur succès suit toujours.

Aux uns et aux autres je vais raconter tout ce que je crois, aujourd'hui que je crois quelque chose. — Que les premiers veuillent bien se rappeler Goëthe arrivé au sommet des connaissances humaines et au faîte des honneurs et alors écrivant *Faust*, la grande satire du doute.

Aux médecins je dirai : la première édition de la chimie organique venait de paraître en un seul vo-

lume ; j'étais à Montpellier : un de mes élèves et de
mes amis les plus chers, le docteur Sarrail, de
Montréal (Aude), m'en fit cadeau.

Dès lors je répétai avec un modeste microscope
et de faibles connaissances en chimie, les expériences
de cet homme qui avait dit que, quand on mêlait
cinq ou six organes sous un pilon, plus leur produit, on arrivait à des produits immédiats qui n'é-
taient pas immédiats du tout ; on avait mêlé le
sucre avec la fécule, la fécule avec l'acide tannique,
et puis on arrivait toujours à un grand résultat si-
gnalé par des chiffres qui étaient pour la plupart
des substances végétales : hydrogène, oxigène et
carbone en quantité plus ou moins bien déterminée
et pour les substances animales on retrouvait la
même chose, plus de l'azote.

Or, ceci d'après lui, ne conduisait pas bien loin
et n'apprenait autre chose, sinon que l'azote était un
élément à peu près constant dans les substances
animales et très-rare dans les substances végétales ;
que plusieurs alcaloïdes végétaux, qui avaient pris
tant de noms terminés en *ine* dans ces temps-là, pou-
vaient bien n'avoir d'autre différence d'origine bien
sérieuse que dans le coup de pilon qu'ils avaient
subis, et dans les mélanges auxquels ils n'avaient
pu se refuser.

Je compris autre chose dans ce livre, il y était
écrit : la science, une science. . . . .

J'avais toujours couru vers l'unité, parce que pour moi, profondément religieux, l'unité. c'est la loi de Dieu, sans quoi Dieu serait l'impuissance ; l'unité, c'est l'harmonie, sans laquelle rien ne peut exister ni dans l'individualité ni dans l'universalité des mondes.

Et toutes les fois que je me couchais après mes travaux de la journée, j'avais à côté de mon lit Montaigne et Rabelais, la Bible et la chimie organique.

De ces écrits, trois se sont appelés le *Livre* :

1º La Bible (qui en grec veut dire Livre), monument historique, politique et économique, recueil de la science égyptienne ; — 2º Le Pantagruel, satire terrible dont il faut pardonner la forme à l'impudique naïveté du langage de cette époque, satire dont la forme fut le passeport, satire qui ne fut comprise que par ceux qui, comme le dit l'auteur, surent briser l'os médullaire, satire qui tuait les coupables en les faisant rire, et que l'on réclamait à cor et àcris, quand elle ne paraissait pas au temps et à l'heure ; — 3º Le petit et le grand livre, puisque ainsi les nomme le peuple et moi aussi.

Un certain temps s'écoula, et des circonstances personnelles, trop longues pour que je vous en entretienne, mais assez importantes pour que j'aie le droit d'y répondre, m'empêchèrent de m'immobiliser sous l'hermine et la toge professorales de l'antique faculté de Montpellier, et il arriva que je remontais la Saône avec un savant qui gravitait vers la Sorbonne et trouvait que la chimie organique n'était pas de la science ; cette diable de science que l'autre constituait était faite avec une lentille de 40 sous, suspendue à une potence de cuivre ; elle avait été faite, aux trois quarts faite, à l'ombre de la prison et sans aucune ambition personnelle.

Ma foi, je sais voir les choses : cet homme était un chimiste que je crois très-honnête, mais qui n'avait pas compris ce qu'il avait cent fois plus que moi le moyen de comprendre.

Et la preuve : c'est que lorsque abdiquant de mon propre gré la position que m'aurait dû faire la chirurgie militaire, après huit ans de service estimable, et ce que je vous ai raconté, moi, l'admirateur de Raspail, non pas seulement comme chimiste, mais comme savant, j'avais eu tant de désillusions et je croyais si peu à la science, que je n'osais nullement me hasarder dans la voie nouvelle qu'il proclamait.

Cependant, depuis plusieurs années, j'écrivais à un de mes amis les plus intimes que je ne croyais plus à la science médicale telle qu'elle était constituée, tiraillée et contredite par des hommes d'un mérite réel, mais qui suivaient une fausse voie et n'arrivaient à autre chose qu'à des honneurs et à une gloire inutile. J'avais des convictions si peu profondes, après dix-huit ans d'études sérieuses, moi qui avais entendu parler les hommes de toutes les écoles, les grands élèves de Broussais et les savants propagateurs des dernières étincelles du vitalisme, que je doutais aussi de la médecine et que, lorsqu'on me consultait, je devais paraître bien ridicule, car un honnête homme n'affirme que ce dont il croit avoir la certitude.

Je me rendis chez cet ami ; quelques mois avant j'avais ouvert un petit livre de F.-V. Raspail, et je n'avais lu que ces mots, à l'article maladies du cœur : *les helminthes.* Vraiment j'avais fermé le livre, quelque vénération que j'eusse pour le grand homme.

Vous comprenez, mes chers collègues, qu'un nom ne m'entraînait pas, quelque respect que j'eusse pour ce nom que je plaçais bien haut, que j'admirais sans connaître l'homme.

Mon cher Bravard Toussaint confiné dans sa petite maison de *Jumeaux* et attirant à lui par ses succès des malades de Dijon et de Lyon, Bravard, jadis mon élève, devint mon maître, tout en ayant en moi la confiance la plus intime. Il guérissait mieux que moi, et j'aurais été un malhonnête homme, si j'avais refusé de croire.

Plus tard, par son intermédiaire, je connus F.-V. Raspail ; je le vis pour la première fois dans la prison de Vincennes où je l'ai revu, aussi souvent qu'il m'a été possible (une vingtaine de fois seulement) ; je le trouvai entouré d'enfants habillés de robes blanches et qui se pendaient à son cou : je le vis pour la première fois comme un ami que j'aurais connu depuis longtemps ; c'était pour moi plus qu'un savant, c'était un savant modeste : donc il savait.

Et cependant je ne renie point mon premier maître, le professeur Lallemand, que j'aime, que j'estime et que j'admire, et qui, comme haute intelligence, sera un des premiers à comprendre l'importance d'une réforme aussi pratique et aussi positive que celle de Raspail ; car Lallemand, dont le grand Broussais a dit que c'était un homme de génie, un de ces hommes rares et qui ne se manifestent qu'à de longs intervalles dans le monde, veut aussi lui que l'on base la science, non sur des utopies, mais sur une méthode positive.

Lorsque j'eus vu Raspail, quand j'eus lentement réfléchi à cette idée qui bouleversait toutes mes idées, moi, qui malgré moi, avais comme vous, mes chers confrères, un vertige pénible que je ne pouvais comprendre, je marchai, parce que je vis qu'avant d'asseoir la médecine sur des choses en l'air et indéfinissables, il nous fallait chercher la vérité autour de nous; que la science ne se basait pas sur des mots, mais sur des faits bien et clairement expliqués, qu'il y avait une différence bien grande entre une méthode qui ne préjuge rien et un système qui se pose tout d'une pièce ; j'ai dû penser que vous aviez fait tout comme je le fis du premier abord, que vous aviez craint que l'on ne vous imposât une excentricité au lieu de vous révéler un moyen positif d'arriver à reconnaître si la vérité se trouvait quelque part.

J'espère donc que vous voudrez bien vous occuper d'une chose qui intéresse au plus haut point la santé publique et la combattre, si je me trompe, comme il est possible.

Vous le voyez, je vous raconte franchement les phases par lesquels j'ai passé avant de me convertir ; j'ai été aussi récalcitrant que vous, avant que d'approfondir une question où j'ai trouvé une évidence consolante que j'avais désespéré de rencontrer nulle part.

Je n'ai été entraîné par aucun intérêt personnel : Le professeur Lallemand et tous ceux qui me connaissent pourraient affirmer la vérité de cette assertion : j'ai parlé parce que j'ai cru ; j'ai écrit, parce que j'ai été convaincu.

Vous dire que j'ai connu Raspail, ce n'est pas vous dire que j'ai accepté ses idées parce que je l'ai connu ; vous dire que j'ai réclamé son patronage ou que je l'ai obtenu, ce ne serait point la vérité ; mais, si je ne connais pas le grand homme au

point de vue de bienfaits que je n'ai pas sollicité da-
vantage auprès de lui qu'auprès de personne, vous
dire que je ne l'admire point comme le plus grand
génie de notre époque, sous le rapport médical, ce
serait un mensonge ; vous dire que je ne l'aime
point, ce serait une lâcheté.

Et cependant j'ai eu à subir de bien rudes épreu-
ves ; j'ai été pour ainsi parler, placé entre l'en-
clume et le marteau ; j'ai été tenaillé par ceux qui
sont ses ennemis sans l'avoir lu et par ceux qui se
disent ses amis sans le comprendre.

Mais, ces douleurs, qui ne sont rien pour une foi
robuste, ont été plus que compensées par le succès
de mes travaux et par l'attachement dévoué de tous
ceux à qui j'ai été assez heureux d'épargner des
larmes sur une tombe.

Faites comme moi, hommes de science et de bonne
volonté.

Si vous êtes placés dans une sphère inférieure, si
vous n'avez pas encore un de ces noms qui, bon
gré, mal gré, suffisent à une fortune et couvrent
de fleurs tous les revers, il vous arrivera comme à
moi.

On vous appellera, dans les premiers temps,
quand un autre aura prononcé sacramentellement
ces mots : *tout est fini.*

Eh bien ! vous ne ressusciterez pas les morts ;

vous ne reconstruirez pas les organes détruits; mais vous ferez encore appel, comme moi, de quelques-unes de leurs condamnations et vous gagnerez.

Et, plus tard, vous serez appelés dans la même maison pour des maladies très-graves selon les livres, mais récentes et sans altération profonde d'organes importants, que vous guérirez en trois jours; les parents diront peut-être : Mais il n'avait pas la maladie que vous disiez. Que vous importe? Le malade sera guéri.

Aux hommes intelligents qui n'ont spécialement étudié ni la science médicale ni l'ensemble des sciences préléminaires, physique, chimie, histoire naturelle, éléments positifs sur lesquels nous nous appuyons pour arriver à ce que nous croyons pouvoir actuellement découvrir de solide et d'utile en médecine, je dirai :

Mon but n'est pas de répéter ce que F.-V. Raspail a écrit pour vous; j'ai toujours marché dans mon indépendance et je n'ai jamais vécu du patrimoine d'autrui.

Mais, depuis deux ans que je pratique à Paris la méthode, j'ai été obligé de dire à des milliers d'entre vous ce que je vais, pour un grand nombre, répéter par écrit :

Des mots sonores vous frappent, surtout quand ils sont prononcés avec cette forme étrange et solennelle qu'on n'a point encore oubliée depuis les temps les plus reculés, avec cette forme qu'employaient les grands prêtres de l'Égypte et les sybilles de la Grèce derrière le voile du temple et sur le trépied fatidique.

Il ne faut jamais se payer de mots ; la vérité est intelligible à tous.

Il ne faut jamais jurer sur la foi du maître ; mais sur ce que la raison la plus vulgaire comprend.

Bien de vous sont venus et m'ont dit : j'ai une grosseur à tel endroit. J'ai examiné, palpé, interrogé, puis j'ai prescrit ; et, la formule dans la main, ils m'ont dit : mais le médecin qui m'a primitivement traité m'a dit que j'avais une tumeur. Je leur ai répondu : ce mot a donc produit sur vous une terrible influence? Oui, certainement, me répondait-on. Avez-vous dit à ce médecin, comme vous l'avez fait en entrant chez moi, que vous aviez une grosseur ? Oui, certainement. Eh bien ! allez, soignez-vous et ne vous inquiétez pas d'un mot : car ce mot tumeur vient du latin *tumor* qui veut dire grosseur et pas autre chose : donc, il est aussi fâcheux que votre peu d'instruction vous ait empêché de le comprendre et soit devenu pour vous la cause d'une inquiétude qu'il a été facile à ce médecin de prononcer ce mot qui n'a malheureusement pas suffi pour vous guérir, malgré toute sa bonne volonté.

D'autres m'ont demandé : Comment se nomme

ma maladie ? Que vous importe le nom, pourvu que
je fasse tous mes efforts pour vous guérir, moi qui
ne vous engage à vous traiter, d'après mes pres-
criptions, que dans le cas où vous aurez en moi la
confiance la plus absolue ? Mais, monsieur un tel
m'a dit que c'était une *gastrite* ; tel autre médecin
m'a dit que c'était une inflammation de l'estomac.
Tout cela veut dire la même chose, seulement gastrite est un mot grec dont inflammation de l'estomac est la traduction française. Mais un autre
m'avait dit que c'était une *gastralgie :* Ah ! ceci veut
dire, en grec, souffrance de l'estomac. Reste donc,
mon cher malade, à reconnaître la cause de cette
souffrance quelle qu'elle soit et à la combattre ainsi
que ses effets qu'on vous a dénommés sous ces divers
noms. Si vous aviez avalé une fourchette en argent,
comme cela est arrivé, et comme les annales de la
science en font foi, vous auriez certainement une
inflammation bien violente de ce pauvre estomac
où elle se serait logée, et vous pensez bien qu'on
ne vous guérirait pas plus avec des vermifuges qu'a-
vec des sangsues et de l'eau de mauve.

J'ai pris ces faits les plus saillants pour exemples ;
je vous ai parlé comme un vrai paysan du Danube,
parce que je ne veux pas que vous disiez de moi
comme des autres : Oh ! comme monsieur le curé
a bien prêché ! je n'y ai rien compris.

Ceux d'entre vous que le bonheur des circonstances ou l'énergie du travail ont mis à même de comprendre et ont poussé à vouloir comprendre me pardonneront cette forme ; et, vous aussi, vous ne m'en voudrez point, parce que je n'ai qu'une idée : c'est de vous empêcher de vous laisser jouer pas des mots, quand il s'agit de votre existence ou du moins de votre santé.

De tous ceux qui n'ont point fait d'études spéciales, nul n'a l'intention de faire des savants spéciaux ; mais, du moins, et, c'est ce qu'a voulu F.-V. Raspail, on peut en faire des hommes utiles, à la condition qu'ils ne dépassent pas ce que leur permettront les connaissances usuelles de la raison et de leur expérience, condition sans laquelle ils cesseraient d'être consciencieux.

Il est donc utile que vous compreniez la valeur de bien des mots, que vous sachiez, par exemple, quelle énorme différence il y a entre une méthode et un système.

Le système, comme vous le verrez, creuse un profond et large fossé au milieu d'un chemin, et il dit : vous n'irez pas plus loin.

Le système nie donc le progrès.

S'il est vrai, plus de progrès dans le point de science qu'il affirme.

La méthode ouvre une route dont l'auteur n'a pas la prétention de voir la fin.

Si elle est fausse, on en ouvrira une autre.

Si elle est vraie, on la déblaiera largement et on la continuera à l'infini.

Voilà pourquoi vous serez comme moi pour la méthode quelle qu'elle soit, pour le système jamais. Ainsi se trouve formulé mon but dans lequel il n'y a pas plus d'intérêt matériel que de haine des hommes.

Marchez avec nous, je vous en prie, dans l'intérêt de l'humanité, médecins consciencieux et savants, qui comprendrez, je l'espère, les idées positives de l'homme qui, en médecine, a résumé les idées les plus positives en les développant.

Vous verrez que bien des savants laborieux, dont vous vénérez comme moi les noms et dont je vais examiner les doctrines, ont planté des jalons sur cette route de la méthode naturelle ; que F.-V. Raspail n'est pas venu condamner la loi ni les prophètes, mais les transformer, les expliquer et les développer.

Pourriez-vous supposer qu'une aussi haute intelligence, qu'un homme encyclopédique vînt au dix-neuvième siècle nier tout le passé et qu'il eût l'orgueil, lui savant, de reconstruire tout un édifice sans matériaux antérieurs ?

Pourriez-vous supposer que tant de travail n'ait fait surgir dans une telle tête qu'une utopie exclusive et que, comme le disent quelques-uns, cet homme n'ait eu que deux idées : les vers comme causes, le camphre comme moyen.

Vous serez désabusés, je vous en réponds, si vous ne l'êtes déjà.

Et vous, qui n'avez pas étudié la médecine, veuillez vous mettre en mesure de comprendre ceux qui pourront vous parler, comme ils le doivent, un langage intelligible ; priez-les poliment de vous parler français et non grec ou latin ; mais, je vous le demande par écrit, comme je vous l'ai demandé si souvent de vive voix ; lorsque vous aurez eu confiance en eux, lorsqu'ils ne vous auront point guéris, n'ayez contre eux ni animadversion, ni colère ; car la conscience a ses droits et ces droits veulent être respectés.

Qui donc ressuscite les morts ?

Qui donc fournirait aux vivants les moyens de ne jamais mourir et transgresserait ainsi la loi éternelle ?

Et, nous autres aussi, nous voyons des tombes s'ouvrir malgré notre sollicitude et notre dévouement.

Et c'est, parce que nous, nous basons la science médicale nouvelle sur tout ce qu'il y a de matériel et de positif dans la science, que nous avons, plus que quiconque, le droit et le devoir de vous dire : le temps n'a jamais existé des paroles et des moyens qui guérissent toujours ; le temps n'a jamais existé

des paroles et des moyens qui guérissent tout de
suite les maux de l'humanité.

DISTRIBUTION DE L'OUVRAGE.

Exposer mes opinions sur Raspail, considéré
comme réformateur en médecine, expliquer ce que
j'entends par *méthode* naturelle et comment je
comprends cette méthode, la mettre en parallèle
avec toutes les doctrines médicales qui ont fait
quelque sensation, et écrire toutes ces choses sous
une forme telle que tout homme intelligent puisse
les comprendre, voilà donc le but de cette étude
médicale.

Pour grouper avec ordre et dans un cadre aussi
restreint que celui que je me suis imposé, les progrès
et les errements de la science, à travers tant de
siècles, les diversités d'opinions de tant d'hommes
et de tant d'écoles, il me fallait un plan rigoureuse-
ment tracé d'avance et deux voies se présentaient
pour sa distribution.

Ou bien, j'avais à suivre l'ordre des temps et à
étudier, l'un après l'autre, les écrits des médecins
dont le nom a laissé plus ou moins de retentissement
dans l'histoire de la science.

Ou bien, il me fallait tracer une esquisse rapide
et cependant aussi complète que possible, de ce
qu'on est convenu d'appeler *Maladies générales,*

parce que ces maladies affectent, avec une forme qui conserve toujours un type commun les divers tissus, les divers organes, la celulle durcie de l'os comme la cellule presque encore liquide des organes les plus mous.

C'est la dernière de ces voies que j'ai jugé le plus convenable de suivre ; car, c'est autour de ces grandes questions que viennent se grouper naturellement les doctrines générales ; car tons les hommes qui ont systématisé, classé, coordonné, se sont battus sur ce large terrain des idées générales où il me sera facile de les grouper tous avec leur physionomie particulière.

Cette distribution de mon travail offre encore l'avantage d'exposer à des redites moins fréquentes, et celui d'épargner au lecteur la monotonie de la forme chronologique.

N'est-il pas, en effet, moins aride et en même temps plus facile d'étudier et de juger le travail et le génie d'artistes nombreux, occupés tous de la même œuvre, que d'examiner les cent œuvres du premier qu'on aura perdues de vue, quand on arrivera aux travaux du cinquantième et qu'on voudra les juger comparativement.

Je vais commencer par la question la plus vitale qui ait agité et divisé les hommes, qui ait bouleversé et fecondé la science, dans ce dernier siècle surtout, l'*inflammation* et la *fièvre*.

Montmartre. — Imp. Pilloy.

www.ingramcontent.com/pod-product-compliance
Lightning Source LLC
Chambersburg PA
CBHW060451210326
41520CB00015B/3911